LE BIBERON,

SES INDICATIONS, SES VARIÉTÉS,

SON RÔLE DANS L'ALIMENTATION ET LA MÉDICATION INFANTILE,

PAR

LE Dʳ A. JOUSSET.

LILLE,

AU BUREAU DU *JOURNAL DES SCIENCES MÉDICALES,*

56, RUE DU PORT.

—

1885.

LE BIBERON.

— Allaitement... in *Dictionnaire des Sciences médicales*, 60 volumes. — Gardien.

— Allaitement, biberon, bouts de sein, lait, nourrissons..... in *Dictionnaire encyclopédique des Sciences médicales*.

— Allaitement, biberon, lait.... in *Nouveau Dictionnaire de médecine et de chirurgie pratiques*.

— Allaitement, sevrage.... in *Traités d'accouchements* de Joulin, Cazeaux et Tarnier, etc.

— Journal *La Jeune Mère*. Brochard et Caradec. Années 1879-1884.

— *De la mort par inanition et études expérimentales sur la nutrition des nouveau-nés*. Bouchaud, 1864.

— *De la mortalité des nouveau-nés en France* Brochard, 1866.

— *Manuel pratique du sevrage*. Guide des mères et des nourrices. Brochard, 1876.

— *Hygiène de la première enfance*. Bouchut, 1877.

— *Leçons d'hygiène infantile*. Fonssagrives, 1882.

— *Sur la zymase du lait de femme*. Communication à l'Académie de médecine. A. Béchamp, 1883

— *L'art d'élever les enfants*. Brochard, 1884.

— *Guide pratique de la jeune mère*, ou l'éducation du nouveau-né. Brochard, 1884.

— *Traité clinique et pratique des maladies des enfants*. Barthez et Rilliet, 853.

— *Traité pratique des maladies des nouveau-nés*... Bouchut, 1867.

— *Leçons sur les maladies des enfants*. Ch. West, trad. française, 1875.

— *Clinique des nouveau-nés. L'Athrepsie*. Parrot, 1877.

> Le biberon est un en-cas....
>> Fonssagrives. In *Leçons d'hygiène infantile*.
>
> Combien ne savent pas, ou ne veulent pas se servir du biberon, qui est cependant le véritable auxiliaire, je dirai même l'auxiliaire indispensable de l'allaitement maternel.
>> Brochard. In *Guide pratique de la jeune mère*.

On a beaucoup parlé et écrit contre l'allaitement artificiel et en particulier contre le biberon. Les jeunes femmes, qui tiennent à accomplir les devoirs que leur impose la maternité, se demandent si elles doivent permettre l'entrée de ce petit appareil dans l'intérieur de leur *Nursery*. Des médecins haut placés ont tellement incriminé l'emploi de ce mode d'allaitement que les praticiens eux-mêmes sont devenus hésitants et ont de la tendance à reléguer le biberon dans le Musée des Souvenirs.

Un grand nombre ont fait, comme les Jurés qui ne veulent pas admettre les circonstances atténuantes, ils ont accepté le jugement formulé par un auteur, en 1879 : Tolérer le biberon à Paris, c'est absoudre l'infanticide. Une loi est même venue proscrire officiellement son emploi (décembre 1874) en demandant aux nourrices mercenaires d'assurer l'allaitement par le sein d'une femme à l'enfant qu'elles quittent, avant de prendre un nourrisson (1).

On oubliait ce que Ciceron faisait remarquer, il y a un long temps : qu'il eût mieux valu essayer de réformer d'abord les mœurs et les habitudes. Quid leges sine moribus? Avant de vouloir faire des femmes de la société des savantes — et quelquefois de précieuses ridicules — il aurait mieux valu mettre en pratique le vœu que formait Madame Campan : Créer des mères de famille est la seule éducation de la femme. Avant de formuler des lois pour les femmes que la nécessité ou le désir du lucre poussent à chercher les places de nourrices, il aurait fallu encourager plus largement la Société protectrice de l'enfance et ne pas la laisser au-dessous de la Société protectrice des animaux. Il y a peu de temps que le Dr Brochard, dans une conférence sur l'Amour maternel, disait avec un accent ému : Une pauvre mère de famille

---

(1) Cette loi enjoint à la femme qui veut prendre un nourrisson de placer son enfant chez une personne ayant allaité sept mois et continuant l'alimentation de son petit par un moyen artificiel ou par une nourriture propre au jeune âge. Elle exige également la présentation de certificats portant les signatures du maire et d'un médecin désigné, certificats constatant la vie morale et la vie physiologique de la nourrice.

qui a nourri et élevé plusieurs enfants, reçoit un prix de 25 à 50 francs. Un fermier qui a élevé un . taureau Durham ou un poulain pur sang reçoit une médaille d'or et 600 francs.

— Le biberon a bien des pages lugubres dans son histoire. L'on comprend parfaitement que des personnes le blâmant d'une manière générale et de parti pris, l'accusant de tous les méfaits de l'allaitement artificiel, puissent sembler avoir raison. Sans remonter à une époque éloignée, il y a de quoi être effrayé quand on consulte les chiffres réunis en 1881 et exposés par le Dr Bertillon :

« En 1881, sur 60,856 naissances à Paris, 14,571 enfants sont envoyés en nourrice hors Paris, 46,285 restent dans la ville.

Sur les 46,285 enfants restés à Paris, il en meurt 10,180 ; soit une mortalité de 22 pour cent.

Sur ces 10,180 enfants, 5,202 meurent d'athrepsie, par mauvaise alimentation. »

Le docteur Bourdon a constaté, dans les arrondissements de Paris où il vérifiait les décès, que la mortalité des jeunes êtres élevés au sein était, en général, de 25 pour 100 ; que celle des petits élevés au biberon pouvait dépasser 65 pour 100.

Les recherches de l'abbé Gaillard (de Tours), de Beaugrand, de Brochard, de Caradec.... ont montré que beaucoup de régions, dans notre pays, pouvaient être placées à côté de la capitale (1). Les relevés de toute la France ont poussé le chif-

---

(1) Dans une séance de la Société protectrice de l'enfance (6 février 1876), le Dr Despaulx-Ader formulait un vœu qui pourrait, par son exécution, éclairer la question de la mortalité des enfants et montrer les remèdes à apporter : « Il eût été curieux, disait-il, de connaître les coutumes, les pratiques qui existent dans les diverses régions de la France, les résultats qu'on en attend au point de vue du bien-être et de la mortalité des enfants, de comparer ces résultats, et d'en tirer des conclusions au profit de l'éducation maternelle et de l'hygiène du premier âge. »

Ce travail n'est pas encore fait, quelques détails ont seuls acquis. Il existe des

fre à plus de 100,000 (Brochard, Fonssagrives... ..) et ont montré le tribut que l'allaitement mercenaire prélève sur la population infantile de notre patrie. Quelle hécatombe pour un pays où les naissances ne dépassent pas de beaucoup, comme cela a lieu outre-Rhin et outre-Manche, le chiffre des décès, dans un pays où l'avarice de la procréation tend à augmenter de jour en jour.

— Nous avons dit avec intention allaitement mercenaire, parce que beaucoup attribuent ses méfaits au biberon. Des distinctions sont pourtant à faire. On confond à tort, dans beaucoup d'écrits, l'allaitement artificiel au biberon avec l'alimentation prématurée, qui en est presque toujours la compagne obligée. La plupart des nourrices, sous prétexte d'élever les enfants au biberon, les font très peu boire et beaucoup manger. C'est là ce qui rend le biberon si meurtrier. Mais ce n'est pas alors ce mode de nourriture qui tue les enfants, c'est l'alimentation prématurée.

La digestion domine l'hygiène des nouveau-nés et résume en quelque sorte toutes leurs fonctions. Lorsqu'un enfant à la

---

pays où le lait d'animaux manque complètement, d'autres où le lait de vache est très rare. Dans ces pays on ne sèvre l'enfant qu'à deux et trois ans. Or le D' Brochard nous apprend que, dans le département de la Creuse, où cet usage est généralement suivi, la mortalité des enfants d'un jour à deux ans n'est que de dix à douze pour cent.

Il existe des contrées à climat tempéré, où l'aisance permet l'élevage des bestiaux, où le lait de vache est bon et abondant, comme dans l'Est de la France, la Suisse, etc. L'allaitement maternel est de moins longue durée. Chose à noter, la mortalité augmente. Dans le département d'Eure-et-Loir, où les enfants sont sevrés quelques semaines après leur naissance, la mortalité est effrayante. Il en est de même dans la Nièvre, dans l'Yonne, etc. (Brochard.)

Plusieurs inconnues restent à trouver dans ce dernier cas.

Dans tel endroit, la coutume est de commencer l'allaitement artificiel dès le premier jour, dans tel autre l'habitude est de nourrir trois mois, six mois, un an... avec le sein de la mère ou de la nourrice.

Telle région donne la préférence au lait de vache, telle autre au lait de chèvre, au lait de brebis, au lait d'ânesse... Ces produits n'ont pas la même composition, leurs forces nutritives diffèrent, leur influence dans la nutrition de l'enfant doit différer aussi.

mamelle accuse un état morbide quelconque, il faut, par une enquête minutieuse, rechercher si l'origine de ce dérangement ne peut être attribuée aux conditions de la nourriture. L'alimentation doit être fort surveillée, et l'on peut dire avec Harris « Infantum morbi, si non omnes, plurimi tamen ex ventre infimo, tanquam equo Trojano, procedunt. » Quand un jeune être est élevé au biberon, les précautions doivent doubler et l'examen doit être plus minutieux.

Malheureusement, l'incurie, et quelquefois le parti pris, font que l'on n'observe pas assez le régime alimentaire. L'art le plus humble s'apprend et la science d'être mère ne semble pas valoir la peine qu'on s'en occupe. Quel dommage, ainsi que le disait Brochard, dans son journal La Jeune Mère (novembre 1881), que les nourrissons ne soient pas de petits veaux ou de petits moutons, payant des droits d'entrée dans les villes et dans les villages où on les envoie ! On les regarderait comme de petits animaux ayant, d'après leur poids, une certaine valeur (1).

— Le biberon, en supprimant dans beaucoup de cas l'allai-

---

(1) Ces paroles, tirées d'une conférence du Dr Brochard, montrent la différence que notre société établit entre les animaux et les enfants.

« Dans une contrée que j'ai longtemps habitée s'élève un magnifique château, le haras du Pin. Les chevaux sont soignés là avec une rare sollicitude. Ces beaux animaux ont là leur *Livre d'Or*, comme les patriarches et les doges de Venise ; de plus, un musée où sont conservés les fers de ceux qui ont gagné des prix. Ces fers, dorés et cloués au mur du vestibule, sont accompagnés d'une inscription qui indique le nom du vainqueur.

« Des faits identiques se passent dans le Perche. Lorsqu'une jument a été primée, ses poulains et ses pouliches ont aussi leur *Livre d'Or* ; ils sont inscrits à la Préfecture.

« Les nourrissons sont moins heureux. Envoyés par milliers dans ces mêmes contrées, ils y meurent par milliers, sans avoir, comme les animaux, leur *Livre d'Or*, sans être inscrits nulle part. L'Administration ne sait pas où ils sont ; elle ignore même s'ils vivent ou s'ils meurent. Partout, on le voit, l'amour des animaux l'emporte, en France, sur l'amour maternel. »

Le Ministre de l'Agriculture et du Commerce donne 1,800 francs à la Société protectrice des animaux ; le Ministre de l'Intérieur donne 400 francs à la Société protectrice de l'enfance.

tement naturel a produit un grand mal. Sans parler de l'inconvénient moral que les philosophes et les moralistes se sont
chargés de faire ressortir, on peut dire qu'il a causé un grand
nombre de morts par ce syndrôme que Parrot appelle l'athrepsie et qui réunit en un groupe toutes les affections produites
par un trouble profond du travail nutritif. Aussi les praticiens
et les parents soucieux de la santé de leurs enfants doivent-ils
toujours préférer l'allaitement naturel à l'allaitement artificiel,
quand la chose est possible.

— Mais comment se fait-il que des hommes s'appelant Tarnier,
Parrot, Fonssagrives, Brochard.... parlent du biberon et le
recommandent pour certains cas. C'est que ces maîtres émé-
rites ont reconnu l'utilité du petit appareil dans quelques circonstances.

« On m'a reproché, dit M. Tarnier, de nuire à l'alimentation
maternelle en préconisant, comme je l'ai fait, le lait d'ânesse.
C'est une erreur ; c'est une erreur. J'ai toujours dit et je le
répète, rien ne vaut l'allaitement maternel ; tout autre allaitement est un pis-aller dont il ne faut user que faute de mieux. »
Le savant professeur fait allusion et à l'allaitement mixte et à
l'allaitement artificiel.

« L'allaitement naturel doit être prolongé le plus longtemps
possible, dit Parrot, et, si rien n'y met obstacle, l'enfant y
sera soumis exclusivement jusqu'à 8 ou 10 mois. Mais il est
quelques cas où l'on doit ajouter au lait du sein d'autres aliments, comme par exemple lorsque la mère veut nourrir
malgré l'insuffisance de son lait. D'abord on donnera, une ou
deux fois dans les vingt-quatre heures, du lait de chèvre ou de
vache. »

Le même ajoute plus loin : « Il faut en principe considérer
ce mode d'allaitement (le biberon) comme très fâcheux, et
c'est à son emploi qu'est due pour une part considérable la
mortalité qui sévit sur les enfants des hospices , des crèches,
et même sur un grand nombre de ceux que les nourrices mercenaires mal surveillées, alimentent de la sorte au lieu de leur

donner le sein. Cependant je dois reconnaître que si l'usage du biberon est en général mal toléré dans les grands centres d'habitation et surtout dans les maisons hospitalières, il donne souvent de bons résultats à la campagne, quand il est administré avec beaucoup de soin. »

Aussi comprend-on les paroles du professeur Fonssagrives : « Certes je ne suis pas partisan du biberon, et je n'ai pas manqué, toutes les fois que j'en ai trouvé l'occasion, de vous dénoncer ses sévices ; mais entre deux maux il faut choisir le moindre, et je voudrais que chaque grande ville eût à proximité, dans un point salubre de sa banlieue, un établissement bien organisé en vue de sa destination, une sorte de crèche rurale où les enfants assistés seraient, sous la direction d'un médecin et sous l'œil de l'administration, soumis à la pratique de l'allaitement artificiel méthodique. » Il faudrait que les renseignements fournis par l'expérience fussent enregistrés avec soin, parce que des auteurs, et parmi eux Jacquemier, ont prétendu que cet allaitement paraissait mieux réussir à la campagne parce qu'on s'y rendait moins compte des résultats.

Le Docteur Brochard précisait encore plus pour l'usage du biberon. « Combien de jeunes femmes, écrivait-il en janvier 1882, voient leurs nourrissons jusque là bien portants, maigrir, s'affaiblir, mourir même à l'époque du sevrage, parce qu'on ne leur a pas dit qu'à quatre mois tous les enfants, sans exception aucune, devaient être habitués à boire du lait de vache pur, au biberon, une fois par jour. »

Cet ami de l'enfance essayait de réagir, dans son cours à l'école pratique, contre les opinions erronées d'un grand nombre au sujet du biberon. (Voir ce cours. Année 1879). Ainsi qu'il le faisait remarquer, on ne pouvait l'accuser de parti pris, d'homme ayant entrepris une croisade contre l'allaitement maternel, puisqu'il s'était toujours montré son partisan, puisqu'il l'avait soutenu près de l'autorité. « J'ai trop écrit, disait-il, en faveur de l'allaitement maternel, pour être partisan de l'allaitement artificiel. La vérité, cependant, m'oblige à dire que ce mode d'allaitement bien pratiqué ne mérite pas tous les reproches qu'on lui a adressés. » Puis il ajoutait : « Savoir se servir du biberon avec intelligence est pour un grand nombre de mères le meilleur moyen de rendre chez elles l'allaitement maternel presque teujours possible. A ce point de vue le biberon est le véritable auxiliaire de l'allaitement maternel. »

Bien que le lait donné à l'enfant ne soit pas celui de l'espèce, le procédé du biberon est tolérable, quand il vient aider la nourrice, ou quand on ne peut s'adresser à l'allaitement naturel.

— Voilà donc le biberon remis à sa véritable place, dans l'armoire des adjuvants. Il est impossible de le placer ailleurs. Le devoir du médecin est de s'attacher en toute occasion à restreindre son emploi, en représentant aux mères qui ne peuvent avoir une nourrice sous leur surveillance que l'obligation de nourrir leur incombe. Mais tout en incriminant l'abus, c'est-à-dire l'emploi dans les cas où l'on pourrait faire autrement, il doit le considérer comme une ressource, précaire sans doute puisqu'il faut l'entourer de précautions assidues, mais précieuse dans une foule de cas.

Les exhortations les plus chaleureuses ne feront pas, ainsi que le disait Jacquemier, qu'il n'y ait dans toutes les classes de la société, même dans celles où les femmes payent le mieux de leur personne et songent le moins à se soustraire aux devoirs de la maternité, un grand nombre de mères qui soient dans l'impossibilité de nourrir. Et si l'on considère l'état d'abaissement dans lequel est tombé l'allaitement par les nourrices qui se chargent de ce soin à leurs domiciles, dans leurs propres familles, on ne peut voir sans intérêt les mères qui s'attachent obstinément à élever leurs enfants au biberon. On doit les éclairer sur les dangers et sur les difficultés de leur entreprise.

— Quels sont donc les cas où l'on doit prendre le biberon ?

Le premier est celui de la mère maltraitée par ses couches

ou succombant au moment de la parturition. L'enfant reste alors à la charge des proches qui, s'ils ne sont pas fortunés, ne cherchent pas une nourrice et se contentent du biberon.

Un autre cas majeur est celui d'une mère qui ne peut nourrir pour une des causes suivantes : faiblesse de constitution, état pathologique au moment des couches, affection diathésique. L'allaitement par une nourrice au domicile maternel pourrait être entrepris ; mais quand la chose n'est pas possible, le biberon bien conduit convient mieux que la nourrice en ville et que la nourrice à la campagne, loin de la surveillance de la famille.

Quand la mère a reçu le conseil de ne pas allaiter et qu'elle a retenu une nourrice, le biberon doit faire partie du matériel du gynécée. Il peut arriver que la femme gagée ne soit pas prête, que les formalités de la loi de 1874 retiennent cette personne un certain nombre de jours. Les formalités demandées par une bureaucratie souvent peu intelligente retardent le moment où l'enfant peut se suspendre au sein.

Le nouveau-né prend bien les boissons au verre et à la cuillère. Mais ces deux modes demandent de sa part des efforts et une sorte d'éducation qui ne sont pas en complète harmonie de conformation avec ses organes. La bouche est destinée à la succion chez l'homme et chez tous les mammifères. Les glandes salivaires peu développées chez les jeunes êtres ne secrètent de salive que lorsqu'il y a des mouvements de succion. L'expérience a prouvé qu'un nourrisson ne peut bien digérer que ce qu'il boit en suçant. La déglutition brusque des liquides les fait arriver sans mélange dans l'estomac, lourds à digérer parce qu'ils manquent du premier suc digestif. L'enfant qui ne raisonne pas prend souvent des quantités d'autant plus grandes qu'il a moins d'efforts à faire et charge encore plus son estomac.

— Cette absence d'effort a poussé des praticiens à conseiller le biberon pour les enfants nés prématurément et n'ayant pas la force de téter. Certains appareils disposés de façon à éviter l'aspiration conviennent à ces cas et peuvent rendre de grands services jusqu'à ce que le jeune être soit capable de prendre le sein. Demandant une succion analogue à celle qui est nécessaire lorsque le nourrisson tète sa mère, exerçant par conséquent les muscles dévolus à cet acte — muscles spéciaux et muscles de la respiration — cet allaitement convient mieux que l'allaitement par la cuillère ou par le petit pot.

— Dans toutes ces circonstances, et principalement dans celles où le biberon est seul employé, il faut prendre les précautions suivantes : se mettre à la campagne, prendre le lait d'animaux se rapprochant le plus possible du lait de la femme, veiller à ce que ces animaux soient dans de bonnes conditions hygiéniques, soumettre le régime de l'enfant aux mêmes règles que s'il prenait le sein.

Nous avons déjà parlé plus haut de la possibilité de nourrir au biberon des enfants placés au milieu de la campagne (Parrot, Fonssagrives). Bien qu'un auteur ait, dans un ouvrage intitulé l'Evangéliste, violemment attaqué ce système, bien que des accidents aient été observés malgré le soin pris de l'animal, l'allaitement pratiqué dans une atmosphère moins altérée et plus tonique, à l'aide d'un lait moins sophistiqué, réussit mieux.

Les nourriceries avec étables, proposées au Conseil municipal de Paris par le D' Thulié (1880), ne répondaient qu'au dernier desideratum ; elles avaient l'inconvénient d'être placées dans l'atmosphère viciée par l'agglomération d'un grand centre.

Des expériences bien conduites ont prouvé que l'on pouvait en maniant le biberon avec soin, élever les enfants à la campagne. L'accroissement est cependant moins régulier et moins prompt que pour les nourrissons allaités par leurs mères. Winckel, en comparant des enfants élevés au sein et des enfants élevés au biberon, a constaté que tous perdaient le même poids, les deux ou trois premiers jours. Mais à partir du troisième l'accroissement était plus rapide chez ceux qui étaient au sein.

Le dixième jour les enfants soumis à l'allaitement artificiel étaient en léger déficit sur leur poids initial.

Dans toutes ces observations la santé de la bête-nourrice est une chose importante. Son alimentation demande les plus grands soins. Malheureusement il est des années, comme celle de 1881, dans lesquelles la chaleur empêche les animaux de sortir, dans lesquelles les fourrages sont rares et fort desséchés. Le lait fourni est peu riche et l'enfant qui en a fait sa nourriture descend lentement vers l'athrepsie. Le médecin est appelé quand il reste peu à faire. Nous pourrions citer plusieurs cas, nous nous contenterons de résumer celui que nous avons relevé en l'année 1881. Il s'agissait d'une petite fille de 13 mois, élevée avec soin dans une maison riche. Bien que le lait fût fourni par une personne de confiance et que le biberon fût l'objet des soins les plus vigilants, l'enfant devint malade fin août. La seule cause à invoquer était le dépérissement des animaux dans les périodes de chaleur qui avaient précédé. Nécessité fut de donner du lait de femme à la petite malade tout en instituant un traitement. Ce fait n'a rien qui puisse surprendre. La fatigue d'une femme-nourrice se reconnaît chez le nourrisson, quand on suit son poids par la balance ; la fatigue de la vache-nourrice doit se reconnaître également.

Le fait que nous venons de citer devrait rendre soucieux les parents qui désirent conserver leurs enfants et ne leur faire accepter le biberon que dans les cas où ils ne peuvent donner une nourrice.

— La question du lait est la question principale. Non seulement il est nécessaire que le liquide emprunté à une femelle soit de bonne qualité, mais encore il est indispensable qu'il se rapproche le plus possible, surtout dans les premiers mois de la vie de l'enfant, du lait de la femme.

— Tout le monde sait que le lait est formé d'eau, de sels, de matières albuminoïdes, de sucre, de beurre. Le nouveau-né y trouve tous les principes nécessaires à son entretien et à sa croissance : un principe azoté, le caséum, pour servir d'aliment plastique ; une matière grasse, le beurre, et une matière saccharine, pour servir d'aliments respiratoires, des matières salines en dissolution dans une grande quantité d'eau, pour tenir lieu de boisson et d'aliments minéraux. « On ne saurait trop admirer ce fait physiologique, providentiel comme le dit un auteur, qui permet à toutes les parties du corps d'un nouveau-né de prendre leur accroissement normal au moyen d'un seul aliment, le lait maternel. »

De nombreux tableaux ont été dressés pour faire connaître les proportions de chaque élément dans le lait des différentes espèces. Ces résumés peuvent être consultés dans le silence du cabinet (1) ; mais quand le moment est venu de se servir du biberon, de le garnir, il vaut mieux avoir présents à l'esprit les caractères généraux de ces laits. Il est préférable de se rappeler qu'on peut les diviser en trois catégories :

1° Les laits gras (ceux de chèvre, de vache) caractérisés par la richesse en beurre ;

------

(1) Nous donnons ici un résumé d'après les Nouveaux Éléments d'hygiène de M. Jules Arnould.

Tableau de la composition des différents laits.

	Eau.	Caséine.	Albumine.	Graisse.	Sucre de lait.	Sels.
Femme	87.09	0.63	2.35	3.90	6.04	0.49
			2.48			
Vache	87.41	3.01	0.75	3.66	4.82	0.70
			3.41			
Brebis	81.63	4.09	1.42	5.83	4.86	0.73
			6.95			
Anesse..........	90.04	0.60	1.55	1.39	6.25	0.31
			2.01			
Cavale..........	90.71	1.24	0.75	1.17	5.70	0.37
			2.05			
Chèvre..........	86.91	2.87	1.19	4.09	4.45	0.86

2° Les laits caséeux (ceux de chèvre, de brebis) caracté-risés par l'abondance en principes coagulables ;

3° Les laits maigres et sucrés (ceux d'ânesse, de jument, de femme) contenant une forte proportion de lactose, peu de beurre, beaucoup d'albumine, et une proportion assez consi-rable de sels.

— L'habitude ou l'intérêt guide seuls le choix de certaines personnes. Telle région donne la préférence au lait de vache, telle autre au lait de chèvre ou de brebis, telle autre au lait d'ânesse, sans rechercher quel est le produit qui se rapproche le plus de celui sécrété par le sein de la femme.

Se basant sur la composition, Fonssagrives conseillait les laits de jument et d'ânesse. Jacquemier recommandait, pour que l'analogie entre le liquide de la femme et celui de l'ânesse fût plus complète, de mélanger deux parties du produit de l'ânesse avec une partie du produit de la vache. MM. Tarnier et Ch. West disent également d'employer le lait de l'ânesse. Mais ce dernier n'est pas toujours chose facile à trouver. Force est donc, bien souvent, de prendre du lait de vache, celui qui se trouve sous la main d'un chacun.

On peut, dans ce cas, prendre quelques précautions. Quand la chose est possible, à la campagne, le liquide que l'on donne au nouveau-né doit toujours provenir de la même vache, et, quand cela est faisable, d'une vache ayant mis bas récem-ment. Ce lait est plus en rapport avec les forces digestives de l'enfant.

La chose est difficile, impossible même quand on habite la ville. Il est alors préférable d'employer ce que l'on pourrait appeler le lait moyen, c'est-à-dire le lait mélangé de différentes vaches composant une étable.

— Coulier a proposé de faire, avec ce dernier, un lait artificiel de femme en employant la formule suivante :

Lait de vache non écrémé	600 grammes.
Crème fraîche	13 —
Sucre de lait	15 —
Phosphate de chaux porphyrisé ou précipité.	1.5 —
Eau	339.5 —

Cette formule nous semble préférable à celle conseillée par Ph Biedert :

Bon lait non écrémé......................... 1/4 litre.
Eau.. 3/4 —
Sucre .... 15 grammes.

Dans les deux , la quantité de sucre est la même. Bien que cette substance n'ait pas les propriétés échauffantes que lui prêtent certaines personnes , bien qu'elle flatte le palais des enfants , elle doit être employée avec modération. Les nouveau-nés ne la digèrent pas toujours facilement. Désormeaux a constaté que des enfants faibles rendaient , sans leur avoir fait subir aucune élaboration , l'eau sucrée et les solutions amylacées ou gommeuses qu'on leur donnait à boire.

La formule de Coulier n'a pas la prétention d'imiter complètement le lait de femme , mais elle est pour les tout jeunes enfants plus convenable que le lait de vache venant de l'étable.

« Un pareil mélange , dit M. Coulier, a la même composition que le lait de femmes pour le chimiste ; mais comme les propriétés des matières protéiques et grasses contenues dans les laits de femme et de vache sont très probablement différentes, il ne constitue qu'une imitation imparfaite dont l'emploi n'est rationnel que si l'allaitement naturel fait absolument défaut. »

Notre savant maître , M. A. Béchamp, rappelait il y a peu de temps , dans une communication à l'Académie de Médecine, les différences qui existent. La caséine du lait de la femme n'est pas identique à la caséine du lait de vache ; elle ne se comporte pas de la même façon vis à vis des acides. Les albuminoïdes sont loin d'être les mêmes dans les deux liquides. Celui de la femme contient , à toutes les périodes de la traite , une zymase différente de celle qui existe dans le produit de la vache. Ces faits indiquent bien que le lait de l'animal ne peut remplacer complètement celui de la femme ; ils expliquent aussi pourquoi le lait de l'espèce est la seule nourriture convenant aux enfants dont la nutrition souffre et réclame un aliment excellent sous le double rapport de la quantité et de la qualité. Gardien qui avait remarqué la chose, disait, il y a déjà long-temps : Quelque ancien que soit le lait d'une nourrice, il est toujours préférable aux diverses substances que l'on peut employer dans l'allaitement artificiel.

Nous avons déjà exposé que nous partagions cette opinion; mais nous avons fait remarquer qu'il est de nombreux cas où le biberon s'impose, demandant à ce que l'on discipline l'allaitement artificiel.

— Les expériences faites par Simon, puis par Filhol et Joly, ont confirmé deux faits. Le premier : qu'un animal digère toujours mieux le lait de son espèce. Le second que la digestion pouvait avoir lieu quand on employait un lait ayant à peu peu près la même composition. Les parents soucieux de la santé de leurs enfants feront donc bien de prendre les précautions conseillées par Coulier et par Fonssagrives quand ils se verront forcés de prendre l'allaitement artificiel.

« Il serait facile d'avoir deux mesures de ferblanc, l'une contenant 600 grammes de lait, l'autre 300 grammes d'eau, on ajouterait dans le mélange une cuillerée à bouche de crême, les deux tiers d'une cuillerée de sucre de lait, une pincée de phosphate de chaux, et l'aliment serait préparé pour la journée. »

Une partie de ce mélange serait mise dans le biberon, l'autre serait réservée pour les autres repas de la journée. Cette dernière serait conservée dans un lieu frais et aéré, renfermée dans des récipients en verre ou en poterie vernissée.

Ces petits détails ont leur importance, car le lait s'altère avec une grande facilité. Ce liquide prend facilement l'odeur et le goût des substances qui sont dans son voisinage. Quelques expériences nous ont permis de constater que le citron communiquait son odeur au lait, que le café renfermé dans une armoire avec cet aliment lui donnait et du goût et de l'odeur. Les inconvénients sont peu grands pour les cas que nous venons de présenter. Il n'en est pas de même pour ceux que citait Sander et auxquels il attribuait un certain nombre de diarrhées infantiles. Quand le lait est placé dans un lieu où des émanations mauvaises peuvent l'empuantir, il devient dangereux. Les ménagères doivent donc veiller à sa conservation et s'informer de la provenance.

Il suffit de voir les abords d'une grande ville (1), le matin, au moment où les mouvements commencent, pour constater que le lait court des risques dès son premier voyage. « A ces heures de vidanges matinales, dit M. J. Arnould dans son traité d'hygiène, les porteurs de lait à domicile se croisent précisément avec les chars qui emportent à la campagne leur récolte excrémentitielle. » Il suffit d'un petit arrêt sur les voies pour que les véhicules restent plus ou moins longtemps en contact, pour que les émanations des déjections soient portées vers les récipients qui contiennent le lait. Ce liquide demande donc, comme nous le disions plus haut, des soins de propreté dès le moment où il coule du pis de la vache dans le vase qui doit le recueillir et le conserver.

— La question de la température à laquelle il faut donner ce lait est aussi très importante. Nous avons vu des liquides refusés par le nouveau-né tout simplement parce qu'ils étaient à trop basse température. Les petits enfants acceptent encore les choses sucrées et froides, mais ils rejettent les choses salées, comme l'eau de Vals et l'eau de Vichy qui jouent un grand rôle dans la première alimentation. Il est donc nécessaire de chauffer le lait; le mieux est de le faire au bain-marie et de se tenir aux environs de 40°. Quelques personnes croient bien agir en portant à l'ébullition, oubliant que le lait bouilli est plus difficile à digérer.

Quand on veut étendre avec de l'eau, on peut faire bouillir

---

(1) Lille en particulier.

cette dernière et s'en servir pour élever la température. Cette précaution est nécessaire dans les pays où il y a des fièvres intermittentes. Le professeur Bouchardat demande que l'eau ne soit jamais donnée aux tout jeunes enfants dans les localités où se trouvent des marais, sans qu'on l'ait fait bouillir simplement, ou avec du son, de l'orge... Il ajoute que, bien que ce liquide ne soit pas habituellement mis en cause, lorsqu'il s'agit de fièvres intermittentes, il faut le redouter pour les jeunes êtres.

Lorsqu'après les premières semaines on veut donner le lait sans eau, on peut le prendre au sortir du pis de la vache. Ce liquide est alors dans un état d'intégrité parfaite ; suivant l'expression de Muller, il est véritablement vivant. Le séjour à la campagne permet seul de suivre cette méthode.

Le mouillage du lait ne doit être pratiqué que dans les premières journées. Parrot, Brochard.... conseillent de le donner pur dès les premiers moments. Joulin ne voulait pas qu'on le coupât. Il disait que si l'on examinait le lait de la femme, on voyait qu'il suffisait d'une faible addition d'eau pour le rendre séreux et moins propre à l'allaitement. La nourriture artificielle est déjà par elle-même, ajoutait-il, une condition assez défavorable pour qu'on n'altère pas le lait par l'addition d'une quantité d'eau qui dilue les éléments plastiques et les fait descendre au-dessous de ceux qu'on trouve dans le lait des mauvaises nourrices. Dans les grandes villes le commerce se charge de mélanger au-delà des proportions nécessaires. Ne vaut-il pas mieux subir les inconvénients possibles d'un excès de richesse que d'enlever au lait des éléments précieux ?

— Nous n'avons pas fixé la température à laquelle on doit donner le biberon. Dans les premiers jours la chaleur du liquide doit être de 37° à 38°, la chaleur du lait sortant du sein. Au bout de quelques semaines celle de 28° à 30° suffira.

Nous ne pouvons nous expliquer comment des auteurs

peuvent traiter de pratique exagérée la question de température.

L'un d'eux dit : « On a recommandé de donner à l'enfant du lait tiède. Il est probable que le conseil serait bon à suivre si l'on pouvait compter sur une température toujours égale, si surtout on ne réchauffait pas à chaque instant, au moment de s'en servir, celui que contient le biberon. Je ne saurais dire l'action qu'une pareille manière de faire peut exercer sur la composition du liquide, cependant il est douteux qu'elle soit sans inconvénients. » La réponse est bien simple · les parents soucieux de leurs devoirs se procureront facilement le moyen de contrôler la chaleur de leur lait. Les thermomètres coûtent peu aujourd'hui. La nuit, pour ne pas avoir à faire les constatations de degrés, ils pourront mettre le biberon dans le lit de la mère et le maintenir ainsi à une chaleur voisine de celle du corps humain. S'ils ne voulaient pas agir ainsi ils pourraient mettre à côté de leur couche une petite veilleuse.

Il y aurait moins d'inconvénients à donner le lait froid qu'à le donner trop chaud. Le numéro de janvier 1883 du journal *La jeune Mère* citait le cas d'un nourrisson auquel on présentait toujours le lait à 50°. Le jeune être souffrait, son ventre était dur, douloureux ; il avait de la diarrhée, il ne pouvait dormir. Le traitement principal fut de revenir à la température de 28° à 30°.

— Deux choses sont encore à examiner dans l'allaitement par le biberon : la quantité de lait à donner journellement, l'installation du biberon.

On trouve des jeunes mères qui vous disent : Mon enfant, à un mois, prend deux litres de lait ! Il vaut mieux croire que la garde préposée au biberon absorbe une partie du liquide que de penser l'enfant capable de garnir son estomac d'une pareille quantité.

Le nouveau-né armé du biberon est plus gourmand que le nouveau-né pendu au sein. Le dernier est obligé de se donner de la peine pour avoir son aliment ; cette peine, ainsi que le dit Parrot, est un frein à son appétit. Lorsque ce frein n'existe pas, comme dans l'allaitement artificiel, les repas peuvent être trop copieux si la surveillance de la mère ou de la garde est distraite, si le biberon est trop garni.

Le meilleur moyen de fixer la quantité à mettre dans la bouteille est de prendre pour base d'appréciation l'allaitement naturel. Les chiffres obtenus par Parrot sur les enfants nourris artificiellement se rapprochent sensiblement de ceux relevés sur les nourrissons élevés par une femme.

On peut, pour les quantités à donner chaque jour, prendre les moyennes suivantes :

Premier jour...............	20 grammes.
Deuxième jour............	100 —
Troisième jour...........	300 —
Quatrième jour...........	434 —
Après le premier mois....	460 —
Après le troisième........	460 —
Après le quatrième.......	566 —
De six à neuf mois	634 —

Ces données sont un peu moins fortes que celles présentées par le Dr Bouchaud, un maître en la science d'élever les enfants. Elles se rapprochent de celles relevées par beaucoup de praticiens, de celles avancées par Parrot, Jacquemier...

Les heures de repas doivent être les mêmes que pour l'allaitement au sein. Dès les premiers jours il faudra régler et instituer le régime de façon à ce que l'enfant prenne de bonnes habitudes. Pendant le jour on donnera le biberon toutes les deux heures ; pendant la nuit on ne le présentera que deux fois. Les intervalles ne seront augmentés que lorsque l'enfant aura pris de l'âge.

— Le choix du vase ou du biberon proprement dit importe moins que la quantité du lait et que les heures des repas. Il est facile d'installer, dès la première heure, ce qui est nécessaire en prenant une bouteille ou une fiole à col allongé, d'une contenance d'environ 200 grammes. On introduit dedans un cylindre de linge ou une éponge allongée et fine ; on coiffe d'une batiste. Le linge et l'éponge s'imbibent quand on a mis le lait dans le vase, l'enfant peut tirer ce qu'il lui faut en moulant sa bouche sur ce bout.

Les inconvénients de cette installation sont que l'éponge et le linge prennent rapidement de l'odeur quand on ne les met pas un long temps dans l'eau. La présence entre les mailles des tissus d'une certaine quantité de caséine qui s'altère en est la cause. Mais les nettoyages répétés rendent ces substances diffluentes et molles.

Pour éviter d'employer l'éponge et le linge, nous avons vu une jeune mère disposer d'une façon bien simple un biberon pour son enfant. Un bol et un tuyau de caoutchouc terminé par un mamelon avaient fait tous les frais. Cet appareil pourrait être installé d'une façon définitive. Ses principaux avantages sont d'être promptement fabriqué, de permettre une propreté que les bouteilles rendent difficiles, de ne pas avoir le bouchon qui ferme le col et qui sert, ainsi qu'un observateur réunissant les biberons d'un grand nombre d'hospices de Paris l'a prouvé, de réceptacle aux bactéries dans toutes leurs périodes d'évolution. Nous ne lui reconnaissons qu'un inconvénient, celui d'exiger une personne pour surveiller le bol ou pour le tenir dans sa main pendant que l'enfant aspire son lait. Cet inconvénient ne peut le faire accepter par les mères qui ont des occupations.

Ainsi que le disait Fonssagrives dans ses leçons d'hygiène infantile, on pourrait faire un musée avec les formes variées, presque à l'infini, des biberons qui ont été imaginés. Ceux que l'on peut nettoyer le plus facilement sont les meilleurs, qu'ils soient plats ou en forme de sabots pour être placés sur le lit des nourrissons comme le biberon anglais, qu'ils aient la forme d'une bouteille à gros ventre renversée comme un des biberons Charrière, ou celle d'une poire un peu aplatie pour se tenir verticalement comme les biberons Mathieu, Galante, Leplanquais, Robert, Monchovaut (1).

Ceux que l'on rencontre le plus dans la pratique sont les biberons Robert et Monchovaut. Une bouteille en verre dans laquelle plonge un tube également de verre adapté à un tuyau de caoutchouc plus ou moins long et terminé par un renflement (2). Telles sont les parties essentielles des deux et de beaucoup d'autres biberons.

Le bout qui représente le mamelon est la partie importante, celle qui a le plus exercé la sagacité des inventeurs. On l'avait fait en liège dans le biberon Darbo, on pouvait le tailler plus ou moins épais suivant la résistance que l'on voulait lui donner pour le proportionner à la force et à l'âge de l'enfant ; mais ce bout s'imprégnait, avait de l'odeur, se cassait. On le faisait en verre, ayant une forme de bec de canne ou d'olive, tenant à la bouteille faite d'une seule venue et prenant le nom de biberon parisien, mais la chose était dure pour la bouche de l'enfant.

Les mamelons les plus recherchés sont ceux qui sont mous et qui ne peuvent pas blesser la jeune bouche : la tétine de vache, l'ivoire ramolli, le caoutchouc. Ils sont préférables à ces bouts en verre que l'on recouvrait de peau et que l'on employait d'une façon presque générale à la fin du siècle der-

---

(1) La Commission médicale nommée par l'Administration générale de l'Assistance publique de Paris (Drs Dujardin-Beaumetz , Moutard-Martin , Bergeron , Parrot, Blachez) insista , parmi les conseils qu'elle formula, sur la nécessité de se servir du biberon en verre, appareil facile à nettoyer.

Le petit biberon d'étain dont on se sert dans quelques régions de la France (Perche, Normandie en particulier) est commode. Il a l'avantage , précieux pour les femmes de campagne, de ne pas se casser ; mais il est moins propre et plus difficile à nettoyer.

(2) Le tuyau en caoutchouc doit être court , pour permettre à la personne qui tient le biberon et qui doit toujours l'avoir dans la main, de savoir ce que prend le nourrisson Les biberons à longs tubes, qui permettent à un enfant de boire seul , sans être surveillé, n'ont été inventés que pour favoriser la paresse ou la négligence des mères ou des nourrices.

nier, en Angleterre et dans notre pays, quand on se servait du biberon de Smith.

Beaugrand recommande surtout le bout d'ivoire ramolli ; il le dit à la fois souple et résistant, doux et solide. Mais il est d'un prix élevé et demande des soins. Quand on oublie de l'humecter, surtout avant de s'en servir, il se fendille.

Les praticiens qui ont précédé cette époque ont prôné la tétine de vache, employée depuis un temps immémorial en Suède. Mais ce bout baigné fréquemment dans l'eau pure, durant l'intervalle des tétées, prend un mauvais goût et une odeur acide.

Les bouts les plus employés sont les bouts de caoutchouc qui sont souples et doux à la bouche. Une petite plaque d'ivoire placée sur le tuyau, en travers, empêche l'enfant d'introduire une trop longue portion dans sa cavité buccale.

Des empoisonnements attribués aux sels de zinc ou de plomb employés dans la confection de ces bouts, ont fait renoncer depuis longtemps aux mamelons de couleur blanche. On se sert de caoutchouc noir, évitant que cette substance ait trop d'odeur.

Un moyen simple de reconnaître les bouts de caoutchouc pur et de les distinguer des bouts qui contiennent des oxydes métalliques, est de rechercher s'ils ne présentent pas une ou deux sutures visibles. Ceux que l'on peut employer possèdent ces reliefs, ont une coupe nette, brune, luisante, ils sont minces, élastiques, extensibles Mis entre l'œil et la lumière, ils paraissent demi-transparents. Ces signes sont faciles à reconnaître.

— Quand l'enfant est encore jeune et tire peu, il est nécessaire d'employer un biberon dans lequel l'aspiration soit facile. Ceux qui portent les noms de parisien et de Gaull, entièrement en verre ou en étain, ont, pour faciliter la sortie du lait, un petit trou sur une de leurs faces. Quand ce trou est privé du bouchon qui le ferme habituellement, l'air peut entrer et presser sur la surface du liquide.

Le biberon Monchovaut est un de ceux qui facilitent le plus l'aspiration du lait. Le tube qui plonge dans le liquide porte une petite soupape en caoutchouc ressemblant à l'extrémité d'un doigt de gant ou à un petit chapeau. Le fond du chapeau est engagé dans le tube, les bords se fixent sur le pourtour. Une incision faite en biais sur une partie du diamètre de la portion engagée dans le verre, se relève quand l'enfant attire le lait par la succion et se referme dès qu'il cesse de faire un effort. Des petits trous sur le mamelon de caoutchouc règlent le débit du lait dans la bouche du nourrisson et rendent l'allaitement semblable à celui du bout du sein. L'effort nécessaire est nul quand la nourrice amorce le biberon et le présente prêt à donner son lait dès que l'enfant aura ses lèvres ou ses mâchoires sur l'embout.

Nous ne parlons pas des graduations gravées sur le ventre de la bouteille ; elles sont choses ingénieuses, mais accessoires.

— Que l'on se serve du biberon Monchovaut ou de tout autre, la propreté la plus minutieuse est indispensable. Les appareils doivent être nettoyés chaque fois qu'on s'en est servi. A quoi bon avoir un lait convenable, se rapprochant autant que possible de celui que la nature avait fait naître dans le sein de la femme, si on devait le modifier par le récipient ! Ainsi que le disait Beaugrand : Il est difficile d'obtenir tant de précautions, surtout de la part des gens de la campagne ou des femmes de la classe ouvrière, qui ne peuvent pas perdre beaucoup de temps à ces détails de propreté minutieuse et cependant indispensable ! Mais si ces femmes songeaient aux ennuis et aux empêchements que donnent et créent les enfants malades, elles n'hésiteraient pas à sacrifier quelques instants pour prendre toutes les précautions voulues.

— Les précautions sont : démonter le biberon ; examiner chaque pièce ; les mettre dans l'eau tiède ; passer la brosse dans le tube en verre ; faire circuler de l'eau dans le tuyau en caoutchouc ; nettoyer avec précaution la soupape quand c'est un Monchovaut, changer le mamelon quand il a pris de l'odeur ou du goût.

Une chose excellente serait de laver, de temps à autre, les pièces avec une solution alcaline : l'eau de Vichy artificielle (4 à 6 grammes de bicarbonate de soude pour 1,000 grammes d'eau, par exemple) ; les fermentations acides seraient plus facilement arrêtées. Le séjour dans l'eau simple ou dans cette eau alcaline tiède, pendant un certain temps, serait encore plus avantageux. On pourrait avoir deux biberons pour changer toutes les vingt-quatre heures, ou bien avoir biberon de jour et biberon de nuit.

— L'exposé de tous ces détails indique que l'allaitement artificiel n'est pas chose aussi simple que beaucoup le pensent. Ce mode est beaucoup plus difficile, exige beaucoup plus de peine que l'allaitement naturel. On le fait, dit Brochard, le plus ordinairement sans soins, sans précaution aucune : De là ses conséquences funestes. Le lait dans le sein de la femme a toujours la même composition, la même température. Peut-on remplir ces conditions avec le biberon ? On ne peut qu'en approcher.

Il faut voir et la qualité du lait et la température ; il faut veiller à la solidité du biberon, à la propreté.... Les personnes qui ont refusé le sein aux enfants qu'elles ont mis au monde, et cela pour un motif futile, comme la crainte de déformer leurs seins, l'ennui d'être assujetties à présenter à des heures voulues l'aliment au nouveau-né... se sont rendues esclaves. Pour éviter une servitude, elles sont tombées dans une servitude plus grande.

Les mères désireuses de se soumettre aux devoirs de la trilogie maternelle, ne pouvant nourrir leurs enfants de leur lait après les avoir nourris de leur sang, sont heureuses de pouvoir leur donner tous ces soins. Ces femmes trouvent, dans la minutie des détails, un bonheur qui leur fait oublier la joie dont le ciel les a privées.

— A côté de l'allaitement artificiel par le biberon seul, les auteurs parlent de l'allaitement artificiel temporaire, de l'allaitement mixte.

Le premier est appelé temporaire parce que le biberon n'est présenté au nourrisson que pour un certain temps. Les gerçures, les crevasses, les ulcérations du mamelon exigent quelquefois que l'on cesse l'allaitement au sein pendant un certain temps, surtout quand ces affections sont dues au mâchonnement exercé par l'enfant. Les crevasses sont parfois très douloureuses, surtout quand le nourrisson reprend le sein, la douleur peut être assez forte pour que la succion soit impossible.

L'inflammation des conduits galactophores, les engorgements partiels de la mamelle, les abcès... gênent l'allaitement. Les maladies graves de la mère ou de la nourrice l'arrêtent.

Dans tous ces cas le biberon continue l'habitude de téter pour le moment où il sera nécessaire de revenir à l'allaitement naturel.

Le second est nommé allaitement mixte parce que le biberon est donné en même temps que le sein. Ce mode est celui qui est le plus habituellement suivi après les premiers mois de la vie. Des jeunes mères présentent le lait de vache vers la troisième ou quatrième semaine quand elles pensent l'estomac de l'enfant habitué à sa première nourriture. L'idée qui les guide est d'avoir un soulagement pour la nuit et de jouir d'une période de sommeil assez longue pour que l'économie se remette des fatigues de l'allaitement. Cette habitude a des avantages ; les principaux sont de permettre à une femme peu vigoureuse de donner le sein à son nourrisson, d'augmenter graduellement le biberon et de remplacer l'allaitement maternel par l'allaitement artificiel, si la chose devient nécessaire. Mais à côté des avantages se trouvent des inconvénients. L'allaitement au biberon est d'autant plus dangereux qu'on se rapproche plus de la naissance. Le Dr Brochard, qu'on ne peut assez citer quand on s'occupe des enfants, conseillait d'attendre autant que possible le quatrième mois pour commencer l'emploi de cet adjuvant.

Des essais précis ont été faits à la maison impériale des enfants trouvés de Moscou, sur l'allaitement mixte. Parrot donne, dans son livre de l'Athrepsie, le détail des recherches faites en 1873. Chaque nourrice avait, dans cette maison, deux enfants à soigner ; elle présentait alternativement le sein et le biberon, de deux heures en deux heures. Chaque enfant tétait par conséquent toutes les quatre heures une fois et était nourri au biberon dans l'intervalle. Le lait donné dans ce dernier était le lait de vache coupé d'abord avec deux tiers d'une infusion pour le premier mois, une moitié à la fin du premier, un tiers seulement jusqu'au commencement du quatrième.

La quantité de lait était augmentée quand on voyait, à n'importe quelle époque, l'enfant perdre de son poids.

Sur 1570 enfants, 778 profitèrent de ce régime et gagnèrent du poids, 491 restèrent stationnaires ; 301 perdirent. Le sein put seul sauver ces derniers.

Comme nous avons pu le constater dans quelques cas de notre pratique, l'allaitement naturel est le remède le plus sérieux à opposer au syndrôme athrepsie. Le lait d'une femme peut seule faire taire les troubles digestifs quand ils commencent. Nous avons pu sauver une enfant élevée au biberon et presque condamnée en lui donnant une nourrice. Les docteurs Beaugrand et Bouchaud ont suffisamment prouvé ce fait que : les sujets débiles, nourris au biberon, succombent d'inanition pendant les premiers jours et les premiers mois qui suivent la naissance, pour que nous n'insistions pas sur ce point.

On a remarqué que l'allaitement mixte réussissait mieux quand on le commençait vers le quatrième mois, lorsqu'on s'en servait seulement une ou deux fois par jour. Le Dr Brochard insiste, dans son journal *la Jeune Mère* et dans ses ouvrages, sur la nécessité d'habituer tous les enfants, à partir de quatre mois, à prendre un biberon de lait pur de vache, une fois par jour. Cette mesure serait, d'après cet auteur, fort bonne, elle aiderait beaucoup de mères à poursuivre l'allaitement au sein. « Ainsi employé, le biberon est, pour un grand nombre de jeunes femmes, le seul moyen de nourrir sans se fatiguer, ou d'éviter l'envoi d'un enfant en nourrice, ce qui est, de tous les modes d'élevage des nouveau-nés, le plus dangereux et le plus désastreux. Pour les mères dont le lait diminue, lorsque leurs enfants ont cinq ou six mois, c'est le seul moyen de pouvoir se passer des nourrices sur lieu qui, par leurs exigences, leur appât du gain, leurs mensonges incessants, sont pour les jeunes femmes, l'une des plus grandes calamités du temps moderne. » (*La Jeune Mère*, décembre 1882). L'enfant devenu plus robuste, ayant des organes plus vigoureux, souffre moins de ce mode d'alimentation après plusieurs mois, surtout quand on continue le sein comme nourriture principale.

Nous devons ajouter que certaines circonstances peuvent faire regretter de ne pas avoir habitué l'enfant au biberon. La mère, la nourrice peuvent tomber malades, être victimes d'un accident; la nourrice sur lieu peut partir subitement, etc... On se trouve alors dans l'obligation de sevrer le nourrisson au moment où l'on s'y attendait le moins, et si l'enfant ne sait pas boire au biberon, on est quelquefois très embarrassé.

— L'emploi du biberon n'empêche pas que, vers le cinquième ou sixième mois, les nourrissons puissent commencer à prendre de légères fécules, des panades, des potages au lait. C'est un en-cas tout simplement et cet en-cas peut rendre de grands services dans quelques circonstances données : dans les petites maladies de l'enfant et au moment du sevrage.

— Le biberon peut servir à droguer les nourrissons.

Lorsque les digestions paraissent difficiles, l'adjonction d'une eau alcaline : eau de chaux, eau de Vals, eau de Vichy — une ou deux cuillerées à café pour 150 à 200 grammes de lait pur — rend un service sérieux. Les selles du nourrisson ne tardent pas à se présenter mieux digérées, se rapprochant par l'aspect des œufs brouillés.

Quand la diarrhée tourmente le petit être, au moment de la dentition ou lors des grandes chaleurs, on peut donner un peu d'eau de café, suivant la formule du Dr Brochard. Cette eau est préparée avec une cuillère de café peu grillé et bien moulu que l'on met dans un entonnoir en verre bouché par un petit tampon ouaté. Un verre d'eau froide est jeté sur cette poudre et recueilli à sa sortie. On en met une cuillerée à café ou une cuillère à bouche, suivant l'âge, dans le biberon de l'enfant.

Nous préférons cette préparation au café de glands doux mis en petite quantité dans le lait du biberon, comme le conseillent quelques auteurs.

Le lait de chèvre serait, en la circonstance, un aide sérieux ; suivant le médecin que nous venons de citer, il aurait des qualités astringentes. Plus fort que le lait de vache, il nourrirait l'enfant en le resserrant. Brochard dit qu'il lui est arrivé bien souvent, pendant les grandes chaleurs de l'été, d'arrêter les flux de ventre chez les nourrissons, en substituant dans leur régime le lait de chèvre au lait de vache. Cela vaut mieux que de médicamenter inutilement les enfants, surtout au moment de la saison chaude, époque à laquelle les petits êtres sont fréquemment fatigués.

L'usage de ce lait ne pourrait être continué un long temps, parce qu'étant plus actif que le lait de vache il cause des insomnies, comme Gardien l'avait remarqué. Les qualités de cet aliment ont engagé quelques praticiens à le proposer pour les nourrissons chez lesquels on craint la scrofule.

Le lait d'ânesse, qui se rapproche beaucoup de celui de la femme, pourrait servir au même usage, c'est-à-dire être employé chez les enfants faibles, seul ou uni au lait de vache, comme nous le disions plus haut avec Jacquemier.

— On conseille, pour combattre la constipation et les coliques, de mettre quelques remèdes dans le biberon. Les choses les plus simples sont les meilleures.

Le Dr Brochard recommande pour le hoquet et pour les coliques venteuses de faire prendre quelques gorgées d'une infusion de tilleul.

Le Dr Bouchut engage, dans les cas de constipation, à faire usage d'eau d'orge ou d'eau d'avoine. Il dit de mettre une cuillerée à thé d'orge broyée, ou de farine d'avoine, dans 125 grammes d'eau, de faire bouillir pendant un quart d'heure, d'ajouter une pincée de sel. Cette préparation est filtrée et mise avec une égale quantité de lait tiède ; le tout doit être versé dans la bouteille ou dans le biberon, quand on a adouci légèrement avec du sucre.

Ces petits moyens peuvent rendre des services, mais ils ne doivent être employés qu'avec l'autorisation du médecin et en prenant les plus grandes précautions. Bien des personnes ont de la tendance à couper le lait avec une décoction féculente ou mucilagineuse ; elles rendent l'aliment de l'enfant fort lourd. Un grand nombre de jeunes femmes commettent au début de leur allaitement, une faute qui est très préjudiciable à leur nouveau-né. Craignant que leur lait ne soit pas assez nourrissant, elles donnent de l'eau d'orge, du sirop de gomme... Cette adjonction au régime amène des coliques, de la diarrhée. Pour calmer ou faire disparaître ces dernières, elles inventent d'autres mélanges qui amènent les mêmes accidents. Le plus ordinairement, l'enfant est victime de tous ces essais, de tous ces tâtonnements que rien ne justifie.

— Des substances médicamenteuses peuvent être ajoutées à la ration du biberon pour modifier les diathèses ; mais il faut agir avec prudence.

Des essais ont été tentés pour faire passer dans le lait qui doit garnir l'appareil, les médicaments que l'on veut donner aux enfants. Des expériences ont été entreprises pour avoir dans les liquides empruntés à la vache et à la chèvre de l'iode, des iodures, du sulfate de quinine, du bismuth, du fer... Certains auteurs nient que la chose soit possible ; ils disent que cette thérapeutique présente de grandes difficultés : Les bêtes soumises au traitement deviennent fréquemment malades, elles ont de la diarrhée, des urines albumineuses. Il est impossible de préciser la dose que la sécrétion fournit à l'enfant.

Bien que le Dr Lewald soutienne que l'on peut administrer

ainsi fer, iode, bismuth, quinine, nous pensons qu'il vaut mieux employer, si la chose est nécessaire, une thérapeutique plus précise.

— Le biberon peut encore servir pour faire prendre des laits concentrés ou des laits artificiels, quelquefois des principes nutritifs aux enfants faibles.

Lorsqu'il est impossible de se procurer du lait de vache ou de chèvre frais, on peut avoir recours à la préparation qui porte le nom de : Lait concentré Suisse, de Cham. Plusieurs médecins, en ayant usé, affirment que c'est une excellente préparation. Le Dr Brochard le recommande dans son manuel pratique du sevrage.

Nous ne pouvons conseiller de la même manière les produits artificiels qui ont été proclamés des succédanés du lait maternel. Nous ne ferons qu'en dire quelques mots.

Le lait artificiel de Liebig, la décoction d'orge germée de Gardien, la bouillie claire faite avec la farine lactée de Nestlé se présentent d'abord.

Le lait artificiel, qui a eu le plus de vogue et qui en a encore dans beaucoup de pays d'Allemagne, d'Angleterre et dans l'Amérique du Nord, est le lait de Liebig. On le fait avec de la farine de froment bouillie dans du lait écrémé. Cette soupe est laissée, un instant, au frais pour recevoir une dose d'orge germée et une petite quantité d'eau contenant du bicarbonate de potasse. Mise dans un bain-marie, la bouillie devient fort claire, elle prend une teinte analogue à celle d'une solution de gomme. On peut la donner aux enfants dans le biberon ou à la cuillère.

Cette préparation est ce que les Anglais appellent soupe ou aliment pour les nourrissons.

Dès 1812, Gardien avait conseillé de joindre au lait du biberon une décoction d'orge germée, ou de donner cette décoction seule, disant qu'elle contenait beaucoup de matière sucrée développée par la germination.

Une bouillie un peu claire de farine lactée pourrait également être employée. Mélange desséché dans le vide de lait de vache, de sucre et de croûte de pain, cette composition se rapproche du lait de femme sans valoir ce lait, comme les substances dont nous venons de parler.

La plupart des praticiens les rejettent avec raison ; rien ne peut remplacer les laits de vache ou de chèvre comme succédanés du lait de la femme, ainsi que le disait, vers 1876, M. Boudet à l'Académie de Médecine : « Nous ne saurions trop prémunir les mères et les nourrices contre l'usage de ces compositions plus ou moins bizarres, désignées sous des noms spéciaux, qu'on a la prétention de recommander pour remplacer le lait maternel. Nous ne nous lasserons pas de dire que le lait de la mère est l'aliment providentiel des enfants, qu'aucun autre ne peut lui être comparé, et qu'à son défaut, c'est au lait de vache, d'ânesse ou de chèvre qu'il faut recourir..... »

Chaque jour beaucoup d'enfants sont les victimes des réclames impudentes et mensongères des quatrièmes pages des journaux ou des articles spéciaux qui recommandent l'une de ces substances (1).

— Plusieurs médecins s'occupant de l'enfance ont conseillé de couper le lait de vache avec des liquides chargés de principes nutritifs. Désormeaux a proposé de faire un mélange de lait et d'eau de poulet. Ce régime ne doit être administré qu'après les premiers mois et quand les enfants dépérissent. Barthez et Rilliet l'avaient employé dans leur pratique, donnant tantôt le bouillon de veau, tantôt le bouillon de poulet, suivant la fortune des parents.

Nous avons vu employer, nous avons employé nous-même, le vieux cognac uni à l'eau de chaux et mis en toute petite quantité dans le lait du biberon. La bonne eau-de-vie est entrée dans la thérapeutique des nourrissons avec Parrot, Simon.....

---

(1) Voir à ce sujet la critique faite par le Dr Brochard dans son livre : *Manuel pratique du sevrage*, surtout page 66.

— Le biberon peut donc rendre des services pour l'alimentation et la médication des enfants. Malheureusement certains enfants refusent obstinément de l'accepter, même avant que l'on puisse invoquer la connaissance des détails. Nous en avons vu auxquels on ne pouvait faire prendre le bout, même en employant la ruse. Le rédacteur en chef du journal : La Jeune Mère, prétend cependant que, lorsqu'un nourrisson ne veut pas boire du lait de vache, cela dépend de la mère ou de la nourrice. Il indique le moyen suivant pour faire accepter vers l'âge de quatre mois : On attend que l'enfant ait faim et on lui présente une cuillère à bouche remplie de lait. En même temps que la cuillère, on introduit dans la bouche l'extrémité du tube du biberon. L'enfant aspire le lait de la cuillère et, par le même mouvement de succion, il fait monter le lait dans le biberon, puis il continue à sucer. Au bout de quelques instants de cet exercice très simple, ajoute l'auteur, le nourrisson boit facilement au biberon ; nous n'avons jamais échoué. Nous n'avons pas toujours eu la chance du Dr Brochard ; nous avons trouvé des nourrissons qui ne voulaient pas se rendre à cet artifice. Pourquoi ? Nous ne saurions préciser.

L'habitude paraît jouer le principal rôle dans les premiers mois de la vie d'un enfant. Nous avons vu des nourrissons habitués au sein refuser obstinément le biberon, même quand ils étaient affamés. Nous avons également observé des nouveau-nés élevés au biberon ne pas vouloir accepter le sein. Les faits s'accentuaient avec le temps qui séparait de la naissance ; aussi comprenons-nous la recommandation du Dr Brochard de ne pas attendre plus de quatre mois pour présenter le bout artificiel et pour donner le biberon au moins une fois par jour.

Une preuve que l'habitude joue un grand rôle dans la vie enfantine, c'est ce fait reconnu de tout temps : que les jeunes êtres ont d'autant plus de facilité à se détacher du sein qu'ils y sont préparés depuis plus longtemps par un régime mixte. Hippocrate disait : « Les enfants qui, pendant qu'ils tètent, prennent en même temps d'autres nourritures, se laissent sevrer plus facilement. »

— Le biberon joue un grand rôle dans le sevrage ; on peut même dire qu'il est la principale ressource de cette période critique. Son aide peut se continuer après cette période pour combattre quelques accidents.

Nous avons dit plus haut que les jeunes mères qui craignaient de voir leur sein se tarir augmentaient chaque semaine, ou chaque mois, le nombre des biberons donnés à leurs nourrissons. La nourrice se trouve ainsi descendre graduellement au second plan et le biberon monter au premier. Vienne une circonstance fortuite et le sevrage peut se faire facilement. Le sevrage, disait Trousseau dans sa clinique, n'est pas une question d'almanach, mais une question de dentition. Cela est vrai quand les choses se passent normalement, mais il peut arriver une foule d'autres circonstances qui conseillent une séparation prématurée.

L'enfant qui a toujours été tenu au sein, sans prendre le biberon, peut souffrir au moment où on l'éloigne de sa mère ou de sa nourrice. « J'ai vu si souvent des enfants exclusivement nourris au sein jusqu'à l'âge de douze à quatorze mois, dit le Dr Brochard, succomber rapidement, lorsque par suite d'un accident ou pour tout autre motif, ils se sont trouvés sevrés tout à coup, que je ne saurais trop insister sur la nécessité qu'il y a d'habituer tous les nourrissons à boire du lait. »

Le danger est plus grand encore quand le sevrage est prématuré. La séparation hâtive du nourrisson et de la nourrice considérée comme la cause la plus active, la plus forte de la mortalité des enfants, au point que les médecins qui s'occupent des petits êtres, disent que toutes les autres causes, quelque fréquentes qu'elles soient, s'effacent devant celle-ci, serait moins à redouter si l'on avait employé le biberon.

Il peut être utile de citer quelques exemples :

Un enfant atteint six, sept mois. Sa figure prend une teinte opaline, veloutée avec des reflets bleuâtres en certains points.

Les chairs sont molles, bouffies ; le petit être est languissant. Il semble profiter ; sa faim paraît assouvie parce qu'il lâche rapidement le sein et qu'il rend presque intact, par un vomissement, le lait qu'il a pris. Cet enfant souffre cependant, ses chairs sont molles, le lait qu'il a rendu n'est pas caillé. Ce dernier signe indique, d'après tous les praticiens qui s'occupent de l'enfance, que cet aliment n'a pas les qualités voulues. Le sein de la mère ou de la nourrice ne suffit plus, il faut donner une nourriture plus substantielle. Si le jeune être refuse le biberon auquel on ne l'a pas habitué, on court les risques d'une alimentation prématurée.

Un autre cas. « Lorsqu'on vient de sevrer un enfant, dit Levret, et qu'il tombe malade pour la sortie de sés dents, sa bouche devient brûlante, il ne veut plus manger, il ne fait que boire. Le dévoiement séreux le prend...... On ne sait que lui faire, que lui donner de vraiment utile, et plusieurs en périssent. Si on leur avait conservé le sein, c'eût été leur consolation et leur salut. En effet, on voit, en pareil cas, ces pauvres petits enfants se jeter sur le sein avec avidité, téter quelques gorgées, cesser et revenir souvent, ce qui, en les nourissant suffisamment, leur rafraîchit la bouche, leur ramollit les gencives, et par conséquent facilite la sortie des dents. Il n'y a pas de miel, de sirop, de substance quelconque qui vaille pour cela le lait de la femme fourni par la succion. » Mais il est des circonstances où la succion, le mâchage du mamelon fatiguent la nourrice. Nous avons vu un enfant souffrant des dents presser vivement le bout du sein et le rendre exsangue. On comprend ce que cela doit avoir de pénible quand ce bout est sensible ou porte des gerçures (1). Le biberon, surtout le Monchovaut toujours amorcé, peut remplacer le sein. Ce petit appareil sert à nourrir l'enfant sans meurtrir ses gencives.

---

(1) L'extrait de coca, mis sur le bout du sein, servirait à l'insensibiliser, suivant des recherches récentes.

« Quelques personnes ont paru surprises, dit un médecin autorisé, de cette recommandation, et ont dit qu'elles ne voyaient pas la nécessité d'habituer un enfant à boire au biberon, avant le sevrage ; qu'on pouvait parfaitement le faire boire à la tasse ou au verre. Ces personnes n'ont probablement pas réfléchi aux accidents qui arrivent quelquefois pendant la dentition. Il y a des cas, et cela n'est pas rare, dans lesquels un enfant souffre tellement des gencives qu'il jette des cris dès qu'on met un corps solide en contact avec elles. Comment alors le faire boire à la tasse, au verre ou même à la cuillère, pendant cette crise dentaire, s'il est sevré? On viendra presque toujours à bout, au contraire, de lui faire sucer l'extrémité molle et flexible du biberon. »

Nous pourrions citer d'autres faits : comme un lait trop vieux pour le nourrisson qui souffre et est tourmenté par les vers, ce qui indique un mauvais régime alimentaire ; des entérites succédant à la première alimentation, etc...

L'emploi du biberon permet le sevrage lent, le moins dangereux et celui que conseillent les praticiens. Le sevrage ne doit être que la cessation de l'usage d'un des aliments de l'enfant et non le changement subit de sa manière d'être nourri. Quand la nourrice a pris le second rang et le biberon le premier, l'on essaie de remplacer le lait du sein par des aliments et l'on tâte la susceptibilité du tube digestif de l'enfant en conservant comme principale nourriture le lait. Dans ce changement graduel, on a la possibilité de revenir sur ses pas, quand on voit que l'on fait fausse route, puisque l'on a conservé le biberon. On évite ainsi la continuation des diarrhées qui se montrent fréquemment à l'époque du sevrage et, si l'enfant est peu vigoureux, on accoutume lentement son estomac à l'alimentation qu'il devra prendre dans sa seconde enfance. La prudence est une bonne chose à cette époque de la vie du jeune être qui est très impressionnable. L'impressionnabilité du nourrisson, à ce moment de transition, réagit souvent sur le tube intestinal et sur le système nerveux.

Le docteur Bouchut conseille, pour les vomissements et les diarrhées, la diète lactée ; cette médication peut être suivie avec le biberon.

— Le moyen de sevrer un enfant qui a conservé sa nourrice ou qui a été soumis à l'allaitement mixte est de suivre les règles suivantes :

La première précaution est de donner de plus en plus le biberon. Lorsque l'enfant est entièrement à l'allaitement artificiel et se trouve dans la situation d'un nourrisson qui n'a conservé qu'une attache, on commence la séparation.

La première nuit, au lieu de donner, comme on le fait habituellement, une grande quantité de lait, on donne un demi-verre.

La nuit suivante, au lieu de donner du lait, on donne de l'eau sucrée.

La troisième nuit, on donne de l'eau pure.

Au bout de deux ou trois nuits, après avoir crié, l'enfant s'endort et laisse son biberon.

Le sevrage ne peut pas toujours être obtenu de cette façon, c'est-à-dire par l'emploi du biberon. Quelques enfants veulent bien de l'allaitement mixte, mais ils refusent de quitter leur nourrice, préférant le lait de l'espèce. Il faut alors essayer de les dégoûter de leur mamelon en mettant dessus des substances de goût désagréable, des décoctions concentrées de matières amères par exemple.

— Nous avons insisté sur une foule de petits détails, dans cet exposé, parce que les choses les plus minimes ont de l'intérêt dans l'éducation du premier âge. N'est-il pas regrettable que, sur des points si importants de la pratique journalière, on en soit réduit encore aux principes de la routine et que le plus grand nombre ne veuille pas chercher une opinion dans les résultats d'une expérimentation sagement dirigée. Les affirmations ne manquent pas, ainsi que le disait Joulin, mais lorsqu'on veut remonter aux principes sur lesquels elles se fondent, on ne trouve absolument rien qui mérite une attention sérieuse, rien qui soit d'accord avec les règles générales de la physiologie et de l'hygiène telles qu'on les comprend de nos jours.

Le résumé de ce travail, basé sur les recherches entreprises par des praticiens de valeur, peut être ainsi présenté :

L'allaitement naturel doit être préféré à tout autre, quand la chose est possible. Ce mode donne moins de morts dans les premiers mois de l'existence.

L'allaitement au biberon vaut mieux que l'allaitement dans la demeure d'une nourrice, c'est-à-dire loin de la surveillance et des soins intelligents de la mère. Il réussit à la campagne et entre les mains de personnes expérimentées.

L'allaitement mixte, commencé au quatrième mois, donne de meilleurs résultats. Le biberon est, dans ce cas, un adjuvant pour la mère ; il est un moyen de préparer le sevrage et de passer cette période critique sans accidents graves.

Tous les auteurs compétents sont d'avis que ce n'est pas le biberon qui tue les enfants, que c'est la manière inintelligente dont on s'en sert et aussi ce que l'on met dedans. Pour l'allaitement artificiel par le biberon, comme pour l'allaitement naturel, nous pouvons répéter cette phrase d'un vieux philosophe : « ... Notre principal gouvernement est entre les mains des nourryces. » Ces mots renouvellent l'Educat nutrix de Varron.

Il est donc nécessaire que les mères apprennent ce qu'elles doivent faire quand elles ont le bonheur de posséder un enfant, qu'elles connaissent leurs devoirs... et aussi le moyen de les remplir : « Après de longues réflexions, disait M. Jules Simon, j'en suis venu à me répéter que les forces morales étaient encore les plus puissantes des forces, les seules vraies forces. Cette femme sans lait, ce n'est pas la médecine qui la guérira ; ce n'est pas l'air de Paris qui la débilite. Mais elle vit dans une atmosphère morose, impuissante à entretenir la vie; elle n'a pas la préoccupation de ses devoirs, du plus saint de ses devoirs ; elle ne songe qu'aux plaisirs, aux visites, aux bals, aux spectacles, aux nuits passées en fête. Sa santé morale y périt bien avant sa santé physique... » Ces paroles rappellent ce que nous disions plus haut : *Quid leges sine moribus.* Il faut apprendre à la mère que, quel que soit son rang dans la société, elle doit son sein à l'enfant, qu'elle doit des soins plus assidus encore quand elle ne peut nourrir et qu'elle est forcée de s'adresser à l'allaitement artificiel.

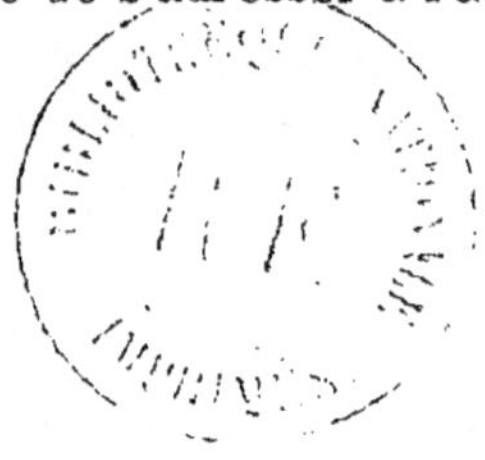